BEI GRIN MACHT SICH IHR
WISSEN BEZAHLT

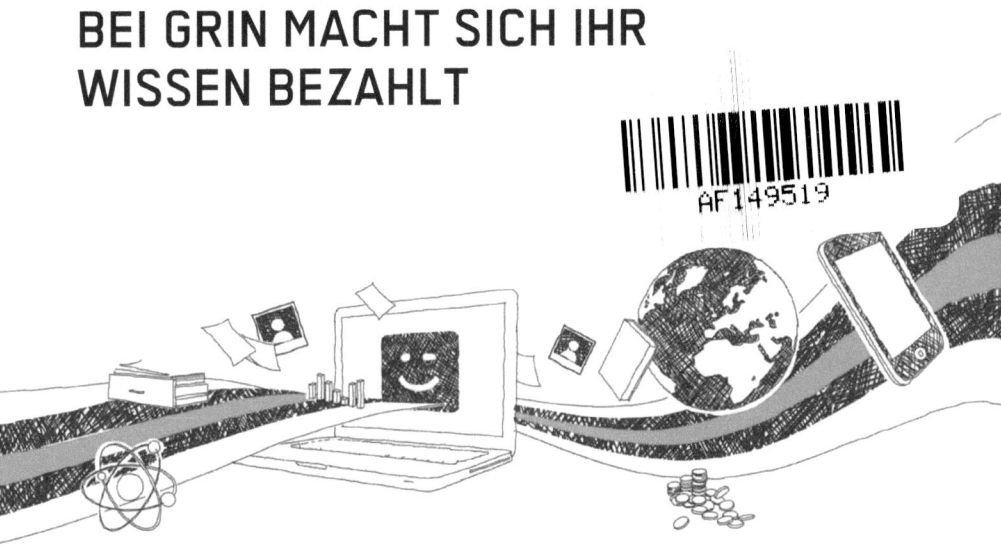

Bibliografische Information der Deutschen Nationalbibliothek:

Die Deutsche Bibliothek verzeichnet diese Publikation in der Deutschen National-bibliografie; detaillierte bibliografische Daten sind im Internet über http://dnb.d-nb.de/ abrufbar.

Impressum:

Copyright © 2014 GRIN Verlag, Open Publishing GmbH
Druck und Bindung: Books on Demand GmbH, Norderstedt Germany
ISBN: 9783668270442

Dieses Buch bei GRIN:

http://www.grin.com/de/e-book/337516/zur-notwendigkeit-der-pflegeakademisie-rung-in-deutschland

Andre Günther

Zur Notwendigkeit der Pflegeakademisierung in Deutschland

GRIN Verlag

GRIN - Your knowledge has value

Der GRIN Verlag publiziert seit 1998 wissenschaftliche Arbeiten von Studenten, Hochschullehrern und anderen Akademikern als eBook und gedrucktes Buch. Die Verlagswebsite www.grin.com ist die ideale Plattform zur Veröffentlichung von Hausarbeiten, Abschlussarbeiten, wissenschaftlichen Aufsätzen, Dissertationen und Fachbüchern.

Besuchen Sie uns im Internet:

http://www.grin.com/

http://www.facebook.com/grincom

http://www.twitter.com/grin_com

Ernst-Abbe-Fachhochschule Jena

Fachbereich Sozialwesen

Bachelorstudiengang Pflege/ Pflegeleitung

Hausarbeit in Form eines Literaturstudiums

Modul: Einführung in die Pflegewissenschaft

Thema: Notwendigkeit der Pflegeakademisierung in Deutschland

Name: Günther, Andre

Datum: 27.08.2014

Inhalt

Einleitung

Der Pflegeberuf galt lange Zeit als Hilfsberuf der Mediziner. Heutzutage bieten immer mehr Hochschulen aber auch für diese „Hilfsberufe" eine große Fülle von Studiengängen an. Bisher liegt die Majorität der deutschen Pflegestudiengänge jedoch in den Bereichen Pflegemanagement, -Pädagogik und –Wissenschaft, welche meist auch nur auf eine bereits abgeschlossene Ausbildung aufbauen. Sie tragen also zur Akademisierung der „Pflegeelite" bei (Vgl. [2]). Diese Studiengänge sind das Resultat der Novellierung des Krankenpflegegesetzes von 2003. Demnach wird eine akademische Qualifikation für Leitungen und Lehrende von Krankenpflegeausbildungsstätten vorgeschrieben (Vgl. [5]). Erst seit jüngster Zeit werden auch Studiengänge für das „Patientenbett" angeboten und rege wahrgenommen, womit nun auch die „Pflegebasis" akademischen Zuwachs bekommt (Vgl. [2]). Als Bestandteil dieses Berufszweiges werfen sich mir mit dem Ausbau der akademischen Pflegeberufslandschaft einige Fragen auf. Woher kommt der Sinneswandel? Warum geht der Pflegeberuf den Schritt der Akademisierung? Wieso ist es nötig, ein altbewährtes Ausbildungssystem mit grundständigen Studiengängen zu erweitern? In der folgenden Arbeit möchte Ich einige Gründe für die Notwendigkeit der Akademisierung der deutschen Pflege aufzeigen. Ein Blick über die deutschen Grenzen hinaus kann dabei nützlich sein, um den Stellenwert der deutschen Pflege in Europa zu ermitteln. Sind wir Vorreiter in der Akademisierung der Pflegeberufe oder hinken wir hinterher? Und was bedeuten die neuen Ausbildungsvarianten für die Praxis? Wie könnte sich das pflegerische Berufsbild zukünftig durch voranschreitende Akademisierung ändern? Auch darauf möchte Ich in folgenden Texten kurz eingehen.

Methodik der Literaturrecherche

Zur Aneignung von Informationen habe Ich insgesamt 33 Quellen genutzt, wobei sich viele Informationen doppelten. Ein Großteil meiner Recherche stützte sich auf das Internet, da hier viele Artikel, Statistiken und weitere Publikationen öffentlich zugänglich waren. Insgesamt habe Ich zum Thema der Pflegeakademisierung 19 Artikel und Beiträge auf Internetseiten genutzt. Ebenso verwendete Ich die Ergebnisdarstellungen von 4 Studien bzw. Statistiken. Weitere 7 Publikationen in Formen, wie z.B. einer Bachelorarbeit, einem Eckpunktepapier oder einer Empfehlung des Wissenschaftsrates wurden ebenso verwendet. Über das Internet hinaus half mir die Sichtung dreier Bücher weiter, um die Thematik besser zu verstehen. Neben zeitlich aktuellen Quellen habe Ich bewusst auch Quellen älterer Jahrgänge genutzt, um die Problematik vollkommen nachvollziehen zu können. Die Recherche aller Quellen nahm den Zeitraum zwischen Mai 2014 - Juli 2014 in Anspruch.

Ergebnisse der Literaturrecherche

Warum muss Pflege neuerdings studieren?

Der Pflegeberuf steht im Wandel. *Vom Hilfsberuf zur Profession* ist die Devise. Dabei spielt die Akademisierung der deutschen Pflegekräfte eine große Rolle. Doch was versteht man unter Akademisierung? Akademisierung ist die „Anhebung der beruflichen Ausbildung auf Hochschulniveau bzw. die Verlagerung von Erstausbildungen in den tertiären Bildungssektor." (Vgl. [2]).

Durch wachsende Anforderungen an die pflegerische Arbeit, Delegationsprogramme und fehlende Fachkräfte wachsen Verantwortung und Aufgabenspektrum der Pflegekräfte (Vgl. [8]). So werden heute bereits Aufgaben mit hohem Anforderungsniveau, die vornehmlich Ärzten vorbehalten sind, von Pflegekräften durchgeführt. Deshalb wird die Forderung nach besser ausgebildeten, akademisierten Pflegekräften laut, um den steigenden Anforderungen zu entsprechen und dem wachsenden Fachkräftemangel entgegenzuwirken. Pflege ist im 21. Jahrhundert eben mehr als „waschen, füttern und zur Toilette begleiten" (Vgl. [28]). Bereits jetzt sind spezielle Bereiche der Patientenversorgung, wie z.B. Wundmanager und Ernährungsteams, im Pflegerischen Kompetenzbereich angesiedelt. Diese Kompetenzbereiche werden ursprünglich von ärztlicher Seite delegiert. Die Ausbildung studierter Pflegekräfte dient der Umgestaltung dieser Kompetenzbereiche und steigert die Effizienz der Krankenversorgung durch Erschließung neuer Tätigkeitsbereiche der Pflegenden (Vgl. [29]). Durch akademisierte Pflegekräfte, sogenannter Pflegeexperten, wächst die Anforderung an die Pflege jedoch noch weiter an. Immerhin könnten Studien zu Folge 25-75% der ärztlichen Arbeit auch Pflegeexperten übernehmen, so der DBfK (Deutscher Berufsverband für Pflegeberufe) (Vgl. [27]). Laut dieser besteht die Möglichkeit, dass die Primärprävention, die Betreuung und das

3

Management chronischer Kranker Menschen in die Verantwortungsbereiche der Pflege übergehen. Somit würde die Pflegearbeit unabhängiger vom Fachbereich der Mediziner werden. Die Selbstständigkeit und Eigenverantwortung der Pflegenden würde wachsen, wodurch wir uns stark vom Status des „medizinischen Hilfsberufes" entfernen und einen eigenständigen, gesonderten Fachbereich bilden.

Der Demographische Wandel in Deutschland hat ebenfalls einen großen Einfluss auf die pflegerische Ausbildungslandschaft des 21. Jahrhunderts. Die deutsche Bevölkerung altert, Fallzahlen steigen, Liegedauern verkürzen sich, die Pflegebedürftigkeit und Multimorbidität der deutschen Bevölkerung wächst stetig und gleichzeitig reduziert sich die Anzahl der Pflegekräfte, so die Aussagen des Statistischen Bundesamtes (Vgl. [14];[15]) und des Wissenschaftsrates (Vgl. [6]). Der Leiter des Ausschusses für Medizin im Wissenschaftsrat, Prof. Dr. med. Hans-Joachim Heinze, äußert „[...] dass infolge der demographischen Entwicklung und des medizinischen Fortschritts die Anzahl der multimorbiden Kranken enorm zunehmen werde – parallel dazu würden die Ansprüche an Diagnostik und Therapie steigen. Wir glauben, dass diese komplexen Aufgaben im Idealfall durch ein multidisziplinäres Team geleistet werden. Zumindest ein Teil des Teams sollte die Kriterien des reflective practitioners [...] erfüllen." (Vgl. [24]). Hierzu schaffe die primärqualifizierende akademische Ausbildung unserer Pflegekräfte die beste Voraussetzung, so Heinze. Die zukünftigen Pflegenden sollen demnach lernen selbstständig Lösungsansätze für Probleme zu finden, anstatt darin zu verharren. Es wird erwartet, dass Sie weiterführend auf wissenschaftlichen Grundlagen arbeiten oder auch selbst neue Konzepte entwickeln (Vgl. [28]), um so den erhöhten Arbeitsaufwand gerecht zu werden.

Besonders im ambulanten Pflegesektor steigt zukünftig der Bedarf an gut qualifizierten Pflegekräften mit sehr hoher Kompetenz und erweitertem Organisationsvermögen (Vgl. [5]). Durch wirtschaftlich begründete, sinkende Verweildauern der Patienten in den Krankenhäusern, steigt der benötigte Pflegebedarf der Patienten zum Entlassungszeitpunkt. Besetzte ein Patient beispielsweise im Jahr 1991 noch durchschnittlich zwei Wochen ein Krankenhausbett, so hätte er im Jahr 2012 nur noch durchschnittlich knapp acht Tage im Krankenhaus verbracht (Vgl. [32]). Diese Reduktion der Verweildauern der Patienten im Krankenhaus ist auf die Einführung der Abrechnung nach DRG (Diagnosis Related Groups) im Jahr 2002 zurück zu führen. Seither werden Krankenhäuser für jede behandelte „Diagnosegruppe" gleich bezahlt, egal ob der eingruppierte Patient beispielsweise einen oder zehn Tage im Krankenhaus verbleibt (Vgl. [33]). Dementsprechend werden Patienten eher entlassen, als das in der Vergangenheit der Fall war, um wirtschaftlicher zu arbeiten. Für die ambulante Pflege bedeutet dies wiederum, dass der Patient, der 1991 nach zwei Wochen das Krankenhaus verlies im Durchschnitt sechs Tage länger in Obhut stationärer Pflege, Physio- und Ergotherapie sowie ärztlicher Akutbehandlung war, als 2012. Dementsprechend höher fielen das Ressourcenvolumen und die Selbstständigkeit der damals entlassenen Patienten aus, wodurch ein geringerer ambulanter Pflegeaufwand von Nöten war. Für die heutige ambulante Pflege bietet sich folglich ein breiteres Versorgungsspektrum an. Sei es entweder durch steigenden Grundpflegebedarf, wie z.b. im Bereich der Körperpflege oder der Inkontinenzversorgung. Oder aber im Bereich des speziellen/ medizinische Pflegebedarfs, wie z.b. der Verbandswechsel und die Stomaversorgung. Um diese neue und umfangreiche Pflege gewährleisten und für eine optimale häusliche Versorgung garantieren zu können, benötigt man umfassender ausgebildete Pflegekräfte (Vgl. [5]), wie das bei den Absolventen dualer Studiengänge der Fall ist. Auch Komplikationen oder Verschlechterungen des Allgemeinzustandes der häuslich betreuten Patienten könnten durch ambulant eingesetzte Pflegeakademiker früher wahrgenommen werden, wodurch eine schnellere Intervention zu erwarten ist.

Die demographische Entwicklung in Deutschland hat also zur Folge, dass in Zukunft immer weniger Pflegepersonen für immer mehr pflegebedürftige Menschen verantwortlich werden. Zum einen ist dies die Folge der Bevölkerungsalterung, da durch den Fortschritt der modernen Medizin und Technik die Lebenserwartung steigt sowie Personalminimierung im Pflegesektor aus wirtschaftlichen Gründen. Zum anderen sinkt die Zahl der nachwachsenden pflegerischen Fachkräfte. Daneben ist auch das sinkende Interesse der Jugend, einen Pflegeberuf zu erlernen, maßgebend daran beteiligt, da sich der Pflegeberuf in Deutschland durch eine gewisse „Unattraktivität" auszeichnet (Vgl. [12]). Die Akademisierung der Pflegeberufe könnte hier einen nachhaltigen Beitrag dazu leisten, dieser Entwicklung Einhalt zu gebieten (Vgl. [6]). Durch vermehrte Angebote grundständiger Pflegestudiengänge wird das Ausbildungsniveau angehoben. Somit erhält der Pflegeberuf einen besseren Stellenwert in der Gesellschaft und bei Jugendlichen wird vermehrt das Interesse geweckt, die Pflege zu erlernen. Vor allem Abiturienten werden dann zunehmend Pflegeausbildungen beginnen, was momentan nur vereinzelt der Fall ist (Vgl. [20]). Auch durch die bereits angesprochenen weiter wachsenden Anforderungen und Kompetenzen moderner Pflege, steigt das Ansehen des Berufes in der

Gesellschaft, wodurch dieser für junge Menschen attraktiver wird und somit der Fachkräftemangel auf Dauer gedämpft werden kann (Vgl. [24]).

Nicht zuletzt profitieren auch die Patienten von akademisierten Pflegekräften. Lt. Pflegewissenschaftler Prof. Dr. phil. Dipl.-Psych. Bernd Rauschenbach ist die „Verbesserung der Versorgungsqualität von Patienten und Patientinnen sowie Bewohnern und Bewohnerinnen" der wesentliche Grund für die Akademisierung der Pflege (Vgl. [20]).

Der DBfK berichtet beispielsweise über verschiedene Studien, in denen der signifikante Zusammenhang zwischen der steigenden Anzahl akademisierter Pflegeexperten und der sich minimierenden Häufigkeit von Harnwegsinfektionen, Pneumonien, Thrombosen und der Mortalitätsrate dargestellt wird. Wenn akademisierte Pflegekräfte auch z.b. auch im Case- und Entlassungsmanagement mitarbeiten, sinken die Verweildauern der Patienten im Krankenhaus und die Zahl der prompten Wiederaufnahmen (Drehtüreffekt) wird gemindert (Vgl. [27]). Weitere Studien aus den USA zeigen, dass „zehn Prozent mehr Pflegeexpertinnen mit BA-Abschlüssen das Risiko, innerhalb von 30 Tagen im Hospital zu versterben, um rund 5 Prozent senken" (Vgl. [21]). Diese Ergebnisse der Studien zeigen eine deutliche Steigerung der Versorgungsqualität für Patienten sowie eine Effizienzsteigerung der Krankenhausmaschinerie unter dem Einsatz akademisierter Pflegekräfte. Die Pflegemanagerin des Klinikums in Fürth, Irene Häßl, behauptet, dass aufgrund der hohen Arbeitsverdichtung und des pflegerischen Personalabbaus die Komplikationsrisiken für Patienten steigen und die Pflegequalität weiter abnimmt (Vgl. [9]). Pflegeakademiker hingegen bekommen durch die wissenschaftliche Fundierung ihrer Kenntnisse den Zugang zu wissenschaftlichem Arbeiten, sowie zur professionellen Information, Beratung und Anleitung (Vgl. [29]). Durch den Einsatz an Hochschulen ausgebildeter Pflegekräfte bieten sich somit Chancen zur Umstrukturierung pflegerischer Aufgaben- und Verantwortungsbereiche, wodurch die Arbeitsverdichtung durch neue Arbeitsverteilung aufgebrochen und neu strukturiert werden kann, um die Pflegequalität zu steigern.

Ein weiterer Grund, der für eine Akademisierung der deutschen Pflege spricht, ist das stetige Wachstum des pflegerelevanten Wissens, basierend auf aktuellen wissenschaftlichen Ergebnissen. Mittlerweile ist die Vermittlung des nötigen Pflege-„Know Hows" in einer dreijährigen Ausbildung an Berufsschulen lediglich mit Abstrichen möglich (Vgl. [21]). Die Einführung grundständiger Pflegestudiengänge könnte insofern Abhilfe schaffen, dass Pflegestudenten in wissenschaftlicher Arbeit sowie selbstständiger Informationssammlung ausgebildet werden. Sie orientieren sich an aktuellen wissenschaftlichen Ergebnissen und hinterfragen sie. Hinzu kommt, dass die dualen Pflegestu-diengänge in der Regel schlichtweg vier Jahre dauern und somit im Vergleich zur bishe-rigen Berufsausbildung ein zusätzliches Jahr zur Kompetenzbildung und Kenntnisa-neignung bleibt.

Deutsche Pflege im internationalen Vergleich

Die WHO (World Health Organization) hat bereits erkannt, dass Pflegeakademiker ge-braucht werden. Deshalb forderte die WHO-Ministerkonferenz bereits im Jahr 2000 den verbesserten Zugang zur Akademisierung der Pflege, welcher in vielen Nachbarstaaten Deutschlands schon in vollem Gange ist. Deutschland selbst treibt die Akademisierung der Pflege nur schleppend voran (Vgl. [27]; [13]). Basierend auf dieser europäischen Entwicklung fragt Michael Isfort, Dipl. Pflegewissenschaftler und Stv. Geschäftsführer des Deutschen Instituts für angewandte Pflegeforschung e.V.: „Was macht unsere Krankenhausversorgung so einzigartig, dass ausgerechnet wir in Deutschland im Unter-schied zu großen Teilen im restlichen Europa keine akademischen Pflegekräfte benöti-gen?" (Vgl. [25]).

Bereits 2004, vier Jahre nach der Forderung der WHO, konnte man Pflege in 22 von damals insgesamt 25 Mitgliedsstaaten der Europäischen Union (EU) als Grundstudium an Hochschulen studieren. Dabei war der tertiäre Bildungsweg in 20 dieser Länder die einzige Möglichkeit, um Pflege überhaupt zu erlernen. Lediglich in Deutschland, Öster-reich und Luxemburg war dies nicht möglich, da es schlichtweg noch keine grundstän-digen Studiengänge im Bereich der Pflege gab (Vgl. [13]). Diese Niveauschere der pflegerischen Ausbildungspfade spiegelt sich auch in den Zugangsvoraussetzungen der Pflegeausbildungen wieder. Hier bieten Deutschland und Österreich, mit einer zehnjäh-rigen Schulkarriere und einem Mindestalter von 16 Jahren, die niedrigsten Zugangsvo-raussetzungen für eine Pflegeberufsausbildung in Europa. In 19 Ländern der EU waren damals zwölf Jahre Schulbildung Voraussetzung für den Pflegeberuf, in weiteren zwei Ländern wurden sogar 13 Jahre gefordert. Das Mindestalter zum Ausbildungsbeginn betrug in weiten Teilen Europas damals schon 18 Jahre (Vgl. [13]). Einige Beispiellän-der, in denen bereits 2008 akademische Pflegende ausgebildet wurden sind Estland, Finnland, Griechenland, Großbritannien, Irland, Italien, Lettland, Litauen, Malta, Nie-derlande (teilw.), Polen, Portugal, Slowakei, Tschechien, Ungarn und Zypern (Vgl. [10]). In Schweden waren 2013 alle Pflegekräfte akademisch ausgebildet (Vgl. [28]).

Seither hat sich die deutsche Ausbildungslandschaft der Pflege etwas gewandelt. Deutschland nähert sich dem europäischen Standard und den Forderungen der WHO vom Jahr 2000 langsam an. 2013 wurden in Deutschland 93 Bachelorstudiengänge für Pflegeberufe und weitere 36 Masterstudiengänge angeboten, Tendenz steigend (Vgl. [28]). Dabei war die Zahl der dualen grundständigen Pflegestudiengänge, welche in anderen europäischen Staaten bereits seit über zehn Jahren Standard ist, noch sehr gering. Nicht zuletzt, da die Einrichtung primärqualifizierender Studiengänge der Pflege auf berufsgesetzlichen Modellklauseln basiert. Die deutsche akademische Primärqualifizierung im Pflegebereich befindet sich also noch in einer Art *Testphase*, welche frühestens 2015 vom Bundesministerium für Gesundheit evaluiert wird und ohnehin 2017 ausläuft (Vgl. [6]). Die dauerhafte Etablierung der dualen Pflegestudiengänge in die deutsche Bildungslandschaft der Pflege bleibt also fraglich.

Wie bereits erwähnt, erhalten die Absolventen des Pflegeberufes der meisten europäischen Staaten einen akademischen Abschluss. Dementsprechend ist dort auch das Ansehen des Pflegeberufs in der Gesellschaft und die berufliche Attraktivität für junge Menschen höher als hierzulande (Vgl. [23]). Laut „NEXT-Studie" (nurses early exit study) (Vgl. [12]) zeichnet sich das deutsche Pflegebild durch seine „Unattraktivität" hinsichtlich mangelnder beruflicher Aufstiegschancen und ein schlechtes Image aus. Dort geben nur 46% der befragten deutschen Pflegekräfte an, mit ihrem Beruf zufrieden zu sein. „Damit gehört Deutschland mit Polen und der Slowakei zu den Schlusslichtern in Europa" (Vgl. [16]). In anderen Staaten, wie z.B. Norwegen oder in den Niederlanden erreicht die Zufriedenheit der Pflegenden einen Wert von 80%. Folge dessen ist die immer häufigere Abwanderung deutscher Fachkräfte ins Ausland. Besonders erschreckend ist hierbei, dass besonders junge Pflegekräfte den Ausstieg ernsthaft in Erwägung ziehen (Vgl. [12]). Um die eigenen Fachkräfte im eigenen Land halten zu können, müssen die Ausbildungsrichtlinien auf ein tertiäres Niveau angehoben werden, um das gesellschaftliche Ansehen des pflegerischen Berufszweiges zu steigern und verbesserte Aufstiegschancen zu schaffen. Dann hat Deutschland die Chance ein Pflegesystem zu erhalten, das für heimische Pflegende interessant bleibt und für ausländische Pflegekräfte ebenso attraktiv wird. Dadurch gewinnt Deutschland wieder an Wettbewerbsfähigkeit auf dem europäischen Arbeitsmarkt (Vgl. [31]). Diese Aspekte können entscheidend dazu beitragen, dem zukünftigen Fachkräftemangel in Deutschland positiv entgegenzuwirken.

Folgen für die Pflegepraxis

Die Folgen für die Praxis sind momentan noch nicht klar abzusehen, da es bisher in Deutschland weder eine einheitliche Pflegeausbildung auf tertiärem Niveau, noch klare Gehaltsvorstellungen oder festgelegte Tätigkeitsspektren gibt. Fakt ist, dass die Existenz der neuen Pflegestudiengänge jetzt schon viele Fragen in der Praxis hervorruft, da die Unterschiede zwischen Bachelorabsolventen und Berufsschulabsolventen nicht endgültig geklärt sind (Vgl. [24]). Als Vorbild zur Gestaltung der Rahmenbedingungen könnten unsere Nachbarstaaten, in denen bereits akademische Pflegende tätig sind, als Vorbild dienen.

Laut Empfehlungen des Wissenschaftsrats werden nur ca. 10-20% akademische Pflegekräfte gebraucht (Vgl. [6]). Die Arbeit am Patientenbett soll damit qualitativ verbessert werden. Ziel darf es dabei jedoch nicht sein, jede Pflegekraft zu akademisieren, so dass sich nach erfolgtem Hochschulabschluss alle zu administrativen Tätigkeiten berufen fühlen. Stattdessen muss die revolutionäre Berufsentwicklung ein neues Pflegeverständnis durch pflegewissenschaftliche Basisthemen schaffen und so die evidenzbasierende Pflege in der Praxis fördern. Dies ist wichtig, um dem Patienten in individuellen Situationen eine individuelle und hochwertige pflegerische Versorgung zukommen lassen zu können. zweifelsohne haben studierte Pflegekräfte auch die Möglichkeit, sich in ihrem Tätigkeitsspektrum weiterzuentwickeln, sei es auf der pflegerischen oder administrativen Ebene. Auch diese Möglichkeiten werden durch die Akademisierung gefördert. Die Pflegeberufe erhalten durch den Hochschulabschluss schlichtweg neue Perspektiven zur Gestaltung und Weiterentwicklung ihres Berufsstandes und -Alltages (Vgl. [24]). Die zukünftige Pflegekraft soll demnach die Fähigkeit besitzen, evidenzbasiert am Pflegebett zu arbeiten, inklusive höherqualifizierter Tätigkeiten mit erhöhter Eigenverantwortlichkeit. Oder aber sie werden beispielsweise im Case- oder Entlassungsmanagement tätig, um auf diese Weise zur Effizienz- und Qualitätssteigerung der Krankenhausversorgung beizutragen.

Prognose

Auch wenn sich aktuell noch viele Stimmen gegen die Akademisierung stellen, so ist sie doch schon in vollem Gange. „Über den Punkt, dass wir ernsthaft diskutieren, ob wir Akademisierung in diesen Bereichen überhaupt brauchen, sind wir hinweg", so die Präsidentin der Hochschule für Gesundheit in Bochum, Prof. Dr. jur. Anne Friedrichs (Vgl.

[24]). Glaubt man den Zahlen, so stimmt das auch. Die Studiengänge werden zahlenmäßig zunehmen und flächendeckender auftreten. Lt. Prof. Dr. phil. Dipl.-Psych. Bernd Reuschenbach schwankten die Studienplätze im Jahr 2012 noch jährlich zwischen 30 und 50 (Vgl. [20]). Wenn die Mindestquote von 10% (Vgl. [6]) primärakademisierter Pflegekräfte in den nächsten 50 Jahren erreicht werden soll, dann müssen noch mehr Studienplätze geschaffen werden. Denn mit dem momentanen Angebot dualer Pflegestudiengänge ist dieses Ziel nicht zu erreichen. Deshalb ist davon auszugehen, dass sich das Studienangebot in naher Zukunft weiter vermehren wird. Voraussetzung dafür ist die dauerhaft feste Etablierung der gegenwärtigen berufsgesetzlichen Modellklausel für duale Pflegestudiengänge in die deutsche Ausbildungslandschaft, einhergehend mit der Festlegung einheitlicher Studiengangsinhalte. Gleichzeitig muss die Ausbildung an berufsbildenden Schulen weiter verbessert werden, was eine zeitgemäße Bildung sowie eine engere Verzahnung von Theorie und Praxis bedeutet (Vgl. [6]). Dies ist notwendig, um die 80-90% der nicht akademisierten Pflegekräfte ebenfalls auf die zukünftig steigenden Anforderungen an das Pflegepersonal vorzubereiten. Eine Möglichkeit der Verbesserung beider Ausbildungsmöglichkeiten, akademisch und nicht akademisch, wäre die Generalisierung der Pflegeausbildung. Dieser Wunsch nach Abschaffung der Differenzierung zwischen Kinderkranken-, Alten-, Gesundheits- und Krankenpflege schwebt in vielen Expertenköpfen. Mit dem Fokus auf eine generalisierte Pflegeausbildung mit einer späteren Differenzierung, würden Auszubildende aller Pflegeeinrichtungen gemeinsam eine Grundausbildung bestreiten und erst danach eine Spezialisierung einschlagen (Vgl. [29]; [11]). Dadurch würde sich die Kompetenzschere der zukünftig Pflegenden verschiedener Fachbereiche schließen und der Pflegeberuf würde in der Gesellschaft als ein einheitliches und lukratives Bild zeigen. Auch die Transparenz zwischen den einzelnen Ausbildungszweigen wäre größer und die Einsatzfähigkeit vielfältiger. Die Generalisierung der Pflegeberufe würde mit einer Ablösung des *Altenpflege-* und *Krankenpflegegesetzes* durch ein neues *Pflegeberufegesetz* einhergehen (Vgl. [11]). Wie schon erwähnt, ist in Fachkreisen von einer neuen Kompetenz- und Aufgabenverteilung im Pflegesektor die Rede, wodurch die Pflegenden zukünftig immer mehr neue und hochqualifizierte Tätigkeiten übernehmen müssen (Vgl. [29]). Allerdings machen es die deutsche Politik und die beruflich eingefahrene Rollenverteilungen der Pflege schwer, eine Veränderung der Pflegeaufgaben durchzusetzen. „Anders als in vielen anderen Industrienationen bleiben die Fähigkeiten und Potentiale der Pflege hierzulande fast ungenutzt. Starre Hierarchien, Festhalten an traditioneller Rollenverteilung und

politische Halbherzigkeit führen nach wie vor zu Unter-, Fehl- und Überversorgung.",
sagt Johanna Knüppel vom DBfK (Vgl. [16]).

Alles in allem gibt es sehr viele Variablen und Voraussetzungen, die für die weitere
Entwicklung der Pflegberufe ausschlaggebend sind, wodurch eine genaue Prognose
derzeit nur schwer gegeben werden kann. Fakt ist jedoch, dass momentan ein Umbruch
im pflegeberuflichen Sektor stattfindet und vor allem auch die demographische Entwicklung in Deutschland diesen Wandel fordert. Auf welche Art und Weise genau sich
dieser Wandel dauerhaft entwickelt und worin er letztendlich mündet, wird sich zukünftig zeigen.

Zusammenfassung der Ergebnisse

Die Notwendigkeit der Akademisierung der deutschen Pflege resultiert aus:
- *der demographischen Entwicklung in Deutschland sowie dem technischen und
  medizinischen Fortschritt.* Die Bevölkerung wird älter, was mit einem stetigen
  Anstieg der Multimorbidität einhergeht. Des Weiteren steigen die Fallzahlen in
  den Krankenhäusern, aufgrund des DRG-Abrechnungssystems, stetig an und die
  Verweildauern der Patienten im Krankenhaus werden kürzer. Die daraus resultierende steigende Pflegebedürftigkeit der Bevölkerung bedingt erhöhte Anforderungen an den zukünftigen Pflegesektor, speziell im Bereich der Pflege basierend auf wissenschaftlichen Grundlagen. Dadurch kann die Pflegequalität trotz
  des explodierenden Pflegeaufwandes sichergestellt werden. Auch in den Bereichen der Organisation und der speziellen Patientenbetreuung wachsen die Anforderungen. Beispielsweise werden Pflegekräfte immer mehr in die Fallkoordi-
  nation und Beratungs- sowie Präventionsmaßnahen eingebunden. Eine verbesserte Grundausbildung ist die Bedingung zur Abdeckung dieser neuen Kompetenzbereiche durch die Pflege.
- *einem Mangel an Fachpersonal.* Zum einen herrscht in Deutschland ein Fachkräftemangel wegen abnehmender Auszubildendenzahlen, zum anderen wandert
  das hiesige Pflegepersonal wegen Unzufriedenheit ab. Durch eine flächende-
  ckende akademische Pflegegrundausbildung würde sich das Ansehen der Pflege
  in der in- und ausländischen Gesellschaft erhöhen und die heimische Zufrieden-

heit mit der Pflege steigen. Folglich kann die Abwanderung der deutschen Pflegekräfte gemindert und der Effekt durch die Einwanderung ausländischer Pflegekräfte verstärkt werden. Weiterhin würde durch ein vermehrtes Interesse der Schulabsolventen am Pflegeberuf die Zahl der Auszubildenden steigen, da ihnen der Beruf nun neue Perspektiven bietet.

- *der wachsenden Fülle neuer pflegewissenschaftlicher Erkenntnisse, welche in einer dreijährigen Ausbildung nicht mehr adäquat vermittelbar sind.* Eine Anhebung der pflegerischen Grundausbildung auf eine 4 jährige Ausbildung auf tertiärem Niveau, könnte hier Abhilfe schaffen.

- *dem Streben nach Optimierung der Krankenhaumaschinerie und Patientenversorgung.* Durch den Einsatz akademisierter Pflegekräfte erreicht man eine signifikante Steigerung der Versorgungsqualität der Patienten und Optimierung der Arbeitsabläufe. Die Verweildauern der Patienten im Krankenhaus verkürzen sich durch eine reibungslose Verzahnung verschiedener Fachbereiche. Weiterführend mindern sich das Auftreten von Komplikationen der Krankheitsverläufe und prompte Wiederaufnahmen (Drehtüreffekt).

- *der Bestrebung, die Wettbewerbsfähigkeit Deutschlands in Europa aufrecht zu erhalten.* In weiten Teilen Europas sind akademisierte Pflegekräfte schon längst die Norm. Um mit den internationalen Standards mithalten zu können und im Wettbewerb nicht unterzugehen, ist Deutschland gezwungen die Pflegeausbildung auf Hochschulniveau anzuheben.

Diskussion der Ergebnisse

Als besonders zuverlässige Quellen konnten die Empfehlungen des Wissenschaftsrates ([6]), die Auswertungen des Statistischen Bundesamtes ([14]; [15]) sowie die Datensammlung des DBfK ([8]) gewertet werden, da diese auch vermehrt in den Verweisen vieler genutzter Artikel zu finden waren. Darüber hinaus sind sie von hohem wissenschaftlichem Niveau geprägt. Der Großteil der übrigen recherchierten Literatur konnte ebenfalls rege genutzt werden, um Standpunkte und Expertenmeinungen einfließen zu lassen. Die fachlichen Inhalte der aktuellen Literatur stimmten zu sehr großen Teilen überein. Einige wenige meiner Quellen waren nicht auf dem aktuellsten Stand, wie z.B.

die Denkschrift der Robert Bosch Stiftung ([1]) oder das Buch „Ausbildung der Pflegeberufe in Europa" ([3]). Diese habe ich bewusst als zu recherchierende Literatur ge-
wählt, da sich viele der anderen Quellen darauf stützten. Besonders diese Literatur half
mir dabei die gesamte Thematik umfassend zu verstehen und ermöglichte es mir thema-
tische Rückschlüsse zu ziehen, wodurch sie an Relevanz für die gesamte Literatur-
recherche und deren Ergebnisanalyse gewannen. Dabei habe Ich bemerkt, dass es zeitlich älteren Quellen nicht zwangsläufig an inhaltlicher Aktualität in der Gegenwart
mangelt.

Die Akademisierung der deutschen Pflege hat gute Gründe, wie bereits beschrieben,
welche durch viele Studien belegbar sind. Dementsprechend ist die Durchführung dieser
Ausbildungsreform fast schon eine logische Konsequenz des gegenwärtigen Berufsbil-
dungssystems. Von umso größerer Bedeutung sind die Fragen, die sich mir bei der Umsetzung dieser Reform stellen. Warum stellen sich, trotz eindeutiger Untersuchungen,
einige Mediziner gegen die Akademisierung? Warum wird die Pflege daran gehindert,
sich internationalen Standards anzupassen und so ihre Vielfalt zu erweitern? In der Medizin ist dieser Vorgang bereits die Norm. Das eine Reform der Pflegeausbildung voll-
zogen werden muss, steht außer Frage. Die große Frage lautet hingegen, wie sie umge-
setzt wird. Schaut man in die aktuelle Bildungslandschaft der dualen Pflegestudiengänge, so zeigen sich dort aufgrund der berufsgesetzlichen Modellklausel viele verschiedene Formen und Strukturen. Trotz steigender Anzahl der Studiengänge gibt es keine einheitlichen Richtlinien zu Studieninhalten und-Strukturen sowie klare Tätigkeitsbe-
schreibungen der Absolventen. Diese Tatsachen verhindern eine Weiterentwicklung der
Pflege ebenfalls. Wieso geht also die Akademisierung der deutschen Pflege so ungerich-
tet und schleppend von statten?

Schlusswort

Ich persönlich war sehr überrascht, dass sich eine so große Fülle an Gründen für eine
Akademisierung der Pflege finden lassen. Weiterhin hätte ich nicht erwartet, dass
Deutschland derart schlecht im europäischen Vergleich abschneidet.
Meiner Meinung nach tragen die dualen Pflegestudiengänge prinzipiell ein hohes zu-
kunftsweisendes Potential in sich. Es fehlen jedoch einheitliche Richtlinien und Best-

immungen, um die Akademisierung der Pflege und die daraus resultierende zukünftige Berufsreform ans Ziel zu bringen.

Angesichts der massiven Anzahl aufkeimender Fragen meinerseits, bin ich mir nicht sicher, ob die Pflege des 21. Jahrhunderts in Deutschland je dort ankommt, wo ihr europäisches Pendant schon längst ist. Die Entwicklung der deutschen Pflege ist meiner Meinung nach prinzipiell auf einem guten Weg. Jedoch droht Sie meines Erachtens nach, aufgrund einer fehlenden einheitlichen Struktur für die weitere Ausgestaltung dieses Bildungsweges, schnell zu kippen, sodass sich die Pflege möglicherweise in einem beruflichen Labyrinth der vermeintlichen Professionalisierung verliert.

Diese Gefahr ist unter anderem auch daran zu sehen, dass erste Absolventen auf dem Arbeitsmarkt vorhanden sind, eine einheitliche Implementierungsrichtlinie und Einsatzmöglichkeit jedoch fehlt. Die Gefahr ist demnach groß, dass in diesem ungeklärten Kompetenzmix eine Verschwendung von Ressourcen droht, indem die Pflegekräfte unbemerkt in unterqualifizierten Aufgabenbereichen eingesetzt werden. Durch die Akademisierung der Pflege wird die Professionalisierung des Berufszweiges vorangetrieben. Dieser Prozess trägt dazu bei, dass Pflege nicht mehr von medizinischen Berufen abhängig ist, sondern auf Augenhöhe mit den Medizinern steht. Wenn sich die pflegerische Akademisierung der Gegenwart fehlentwickelt, wird dieses Ziel nie erreicht und die Pflege somit immer ein Hilfsberuf der Medizin bleiben. Meiner Meinung nach ist der Grat zwischen einer erfolgreichen Implementierung neuer dualer Studiengänge, einhergehend mit der Professionalisierung der Pflege und dem Verenden des modernen Pflegeberufes im Sumpf der medizinischen Hilfsberufe sehr schmal.

Sollten die dualen Studiengänge jedoch erfolgreich zur pflegerischen Standardausbildung werden, was ich sehr hoffe, so stellt sich mir die Frage, ob die geforderten 20% der zu akademisierenden Pflege wirklich ausreichen, zumal der europäische Standard wesentlich höher liegt.

Quellen

Bücher

[1] Robert Bosch Stiftung; „Pflege braucht Elite – Denkschrift zur Hochschulausbildung für Lehr- und Leitungskräfte in der Pflege"; Bleicher; 5. Auflage; 1996

[2] Sigrid Matzick; „Qualifizierung in den Gesundheitsberufen – Herausforderung und perspektiven für die wissenschaftliche Weiterbildung"; Juventa; 2008

[3] Margarete Langenberger, Gertrud Stöcker, Jaqueline Filkins, Anneke de Jong, Christa Them et al.; „Ausbildung der Pflegeberufe in Europa"; Hallesche Schriften; 2005

Weitere Publikationen

[4] AG MTG; Positionspapier der AG MTG zur Akademisierung der Medizinfachberufe in der Therapie und Geburtshilfe; 2011

[5] Marco van den Berg; Bachelorarbeit; „Der duale Studiengang Pflege: Auswirkungen auf die Akademisierung und Schwierigkeiten in der praktischen Umsetzung"; Grin; 2012

[6] Wissenschaftsrat; „Empfehlungen zu hochschulischen Qualifikationen für das Gesundheitswesen"; 2012

[7] Dr. Uta Oelke; „Pflegebericht - Akademisierung von Pflege"; 1994

[8] Johann Knüppel; Deutscher Berufsverband für Pflegeberufe DBfK e.V.; „Zahlen-Daten-Fakten „Pflege"; 2012

[9] Irene Häßl; Handout von „Können wir uns die Akademisierung der Pflege leisten?"; Bildungstagung 2007;

[10] Mag. Dr. Helga Schneider; Handout von „Akademisierung der Pflege Chancen und Risiken für die Zukunft der pflegeberufe"; 2008

[11] Bund-Länder-Arbeitsgruppe Weiterentwicklung der Pflegeberufe; „Eckpunkte zur Vorbereitung des Entwurfs eines neuen Pflegeberufegesetzes"; 2012

Studien und Statistiken

[12] Institut für Sicherheitstechnik; Europäische NEXT-Studie; 2011

15

[13] Stöcker, G.; „ Pflegeausbildungen in der Europäischen Union"; www.dbfk.de; 2004

[14] Statistisches Bundesamt; „Pflegestatistik 2011 – Pflege im Rahmen der Pflegeversicherung: Kreisvergleich"; 2013

[15] Statistisches Bundesamt; „Demographischer Wandel in Deutschland – Auswirkungen auf Krankenhaubehandlungen und Pflegebedürftige im Bund und der Länder"; Heft 2; 2010

Artikel

[16] Verfasser unbekannt; „Akademisierung oder Hauptschulabschluss? Gedanken zu den Kompetenzniveaus in der Pflege"; www.pflege-wissenschaft.info; 2014 (letzter Zugriff am 13.05.2014)

[17] Gerd Dielmann; „Pflegeausbildung in Europa – Gleichklang oder Disharmonie?"; PfleGe 2/1996

[18] VPU (Verband der Pflegedirektorinnen und Pflegedirektoren der Universitätskliniken und Medizinischen Hochschulen Deutschlands e.V.); „Der VPU zur Akademisierung der pflegeberufe"; www.pflege-online.de; 2012 (letzter Zugriff am 16.05.2014)

[19] Antonie Hermann; „Akademisierung: Neue Pflege-Elite in deutschen Krankenhäusern"; www.pflegeversicherung.net; 2012 (letzter Zugriff am 15.06.2014)

[20] Prof. Dr. phil. Dipl.-Psych. Bernd Reuschenbach; „Pflege dual – der Weg in die Akademisierung der Pflegeberuf"; www.gew-bayern.de; DDS Oktober; 2012 (letzter Zugriff am 10.06.2014)

[21] Verfasser unbekannt; „ Pflege braucht die Akademisierung"; www.aerztezeitung.de; 2012 (letzter Zugriff am 20.06.2014)

[22] Verfasser unbekannt; „Akademisierung der Pflege – Mehr Anerkennung?"; www.drei.verdi.de; 2013 (letzter Zugriff am 13.05.2014)

[23] Verfasser unbekannt; „Mehr Akademisierung –Junge Pflege fordert Investition in die Attraktivität der Pflege"; www.dbfk.de; 2010 (letzter Zugriff am 10.06.2014)

[24] Thomas Gerst, Birgit Hibbeler; „Gesundheitsberufe: Auf dem Weg in die Akademisierung"; www.arzteblatt.de; 2012 (letzter Zugriff am 10.07.2014)

[25] Michael Isfort; „Akademisch oder nicht? – Welches Pflegepersonal brauchen wir?"; Die Schwester Der Pfleger; 02/2008

[26] Heinrich Bollinger / Anette Grewe; „Die akademisierte Pflege in Deutschland zu Beginn des 21. Jahrhunderts – Entwicklungsbarrieren und Entwicklungspfade"; Jahrbuch für kritische Medizin 37; 2002

[27] Prof. Dr. Stefan Görres; „Hohe Pflegequalität durch mehr Kompetenz"; Die Schwester Der Pfleger; 05/2008

[28] Verfasser unbekannt; „Der Bachelor kommt ans Bett"; www.zeit.de; 2013 (letzter Zugriff am 13.05.2014)

[29] Claudia Reichel; „ Pflegekräftemangel und Professionalisierung in der Pflege – ein Wiederspruch?"; www.eh-berlin.de; 2013 (letzter Zugriff am 21.06.2014)

[30] Marie-France Liefgen; „Die europäischen Krankenpflegeausbildung im Vergleich"; Die Schwester Der Pfleger 04/2008

[31] Prof. Frank Weidner; „Pflegeausbildung in Europa: Deutschland auf Geisterfahrt"; www.idw-online.de; 2012 (letzter Zugriff am 21.06.2014)

[32] KomPart Verlagsgesellschaft 2012; „Verweildauer"; www.aok-bv.de; 2012 (letzter Zugriff am 10.07.2014)

[33] KomPart Verlagsgesellschaft 2012; „Diagnosis Related Groups"; www.aok-bv.de; 2012 (letzter Zugriff am 10.07.2014)

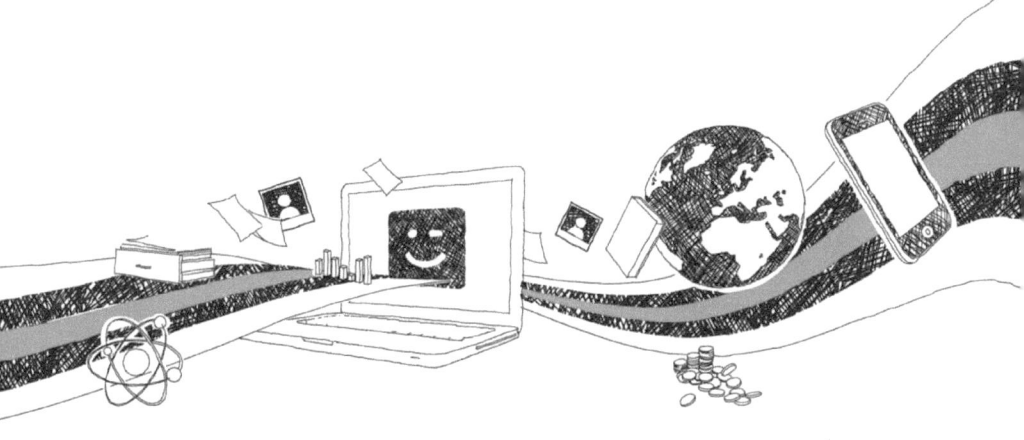
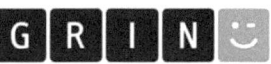